Heilen mit Manuka Honig

Wie Sie mit dem neuseeländi-schen Naturprodukt Ihre Gesundheit stärken und nie mehr krank werden

Martin Weber

🧴 INHALT

Das erwartet Sie in diesem Buch   1

Basiswissen Honig   4

Honiggewinnung   *6*

Zusammensetzung und Inhaltsstoffe   *8*

Eigenschaften   *11*

Geschichtliche und medizinische Bedeutung seit Jahrtausenden   *16*

Manuka Honig   23

Was ist Manuka Honig und woher kommt er? *24*

Was macht den Manuka Honig einzigartig?   *27*

Lagerung und Haltbarkeit   *32*

Medihoney der künstliche Manuka Honig   *34*

Natürliches Heilmittel für Ihre Gesundheit: Anwendung   *38*

Weiterführende Tipps   *53*

Weitere Manuka Honig Produkte   *57*

Ersatz von Antibiotikum   64

Das erwartet Sie in diesem Buch

Honig war eines der ersten Süßungsmittel in der menschlichen Geschichte und ist somit schon sehr lange ein Teil unserer Ernährung. Hätten Sie gedacht, dass Honig bereits in der Steinzeit ein wichtiger Bestandteil der Nahrung war? In einer Höhle in La Aranas in Spanien befindet sich eine Malerei aus dem Jahre 7000 v. Chr., auf der eine Honig sammelnde Frau zu erkennen ist. Somit spielt Honig eine Jahrtausende alte Rolle im Rahmen der Ernährung der Menschheit und war zudem ein wichtiger Bestandteil im Rahmen von medizinischen Heilungsprozessen. Und obwohl der Honig eine so immense Rolle spielt und gespielt hat, weiß der Großteil der Menschen nur, wie er schmeckt – süß.

Um genau diesen Umstand zu ändern, beschäftigen wir uns im vorliegenden Buch erst einmal mit dem Basiswissen zum Thema Honig: Was ist Honig? Wie wird er gewonnen? Aus was besteht Honig eigentlich und welche Inhaltsstoffe sind für den Menschen wichtig? Anschließend wird Honig aus Sicht der Medizin betrachtet, da er nicht nur in der Antike, sondern auch heute noch zum Einsatz kommt und ein beliebtes Hausmittel ist. Unter den Unmengen an verschiedenen Honigsorten und -arten steht der Manuka Honig seit mehreren Jahren im besonderen Fokus der Wissenschaftler. Der Grund hierfür liegt in seinen einzigartigen Eigenschaften und Inhaltsstoffen, was ihn unter anderem sehr wertvoll für den medizinischen Fortschritt macht. Aber nicht nur die Medizin profitiert von Manuka Honig, sondern auch Sie und Ihre Gesundheit können aus den besonderen Eigenschaften des Honigs Nutzen ziehen. Wie das funktioniert und was Sie alles zu diesem Honig wissen müssen, erfahren Sie im nachfolgenden Kapitel dieses Buches.

Basiswissen Honig

Was ist Honig überhaupt? Eine Frage, die sich wahrscheinlich nur die wenigsten Menschen bisher gestellt haben, aber trotzdem lohnt es sich, darüber nachzudenken. Denn allein an der Definition des goldfarbenen Honigs, laut Verordnung aus dem Jahr 2004, lässt sich erkennen, wie wertvoll Honig ist und wie wichtig die Natur in diesem Prozess ist. Demnach ist Honig „natursüßer Stoff, der von Honigbienen erzeugt wird, indem die Bienen Nektar von Pflanzen oder an Pflanzen saugenden Insekten aufnehmen, durch Kombination mit eigenen Stoffen umwandeln, einlagern und reifen lassen". Auf die genaue Honiggewinnung gehen wir gleich nochmal genauer ein, aber es wird bereits ersichtlich, dass sich Honig nicht unbedingt künstlich herstellen lässt. Aus diesem Grund wurde Honig als Süßungsmittel im Rahmen der modernen Nahrungsmittelindustrie vernachlässigt und durch Alternativen ersetzt.

Trotzdem hat Honig in Deutschland eine große Bedeutung, denn pro Person liegt der Verbrauch im Jahr bei etwa einem Kilo. Diese Menge lässt sich selbstverständlich nicht ausschließlich in Deutschland produzieren, weswegen circa ein Drittel importiert werden muss. Dabei spielt Argentinien als Hauptlieferant die größte Rolle. Im Gegensatz dazu machen die neuseeländischen Honige, zu denen auch der Manuka Honig zählt, nur etwa ein Prozent der gesamten importierten Honige in Deutschland aus.

HONIGGEWINNUNG

Wie bereits erwähnt ist der Prozess der Honigproduktion bereits kompliziert und stark von der Laune der Natur abhängig. Zusätzlich dazu braucht es zur richtigen Handhabung und Pflege von Bienenvölkern spezielles Wissen, weswegen es auch Ausbildungen zum Imker/Imkerin in Deutschland gibt. Um uns ein wenig in die Arbeit des Imkers hineinversetzen zu können, schauen wir uns jetzt den Prozess von der Biene bis zum Honig an.

Am Anfang steht natürlich der Nektar, welcher ein zuckerhaltiger Saft ist, den Blütenpflanzen aus ihren Nektarien absondern. Alternativ ist ebenso der Honigtau ein geeigneter Ursprung für den eigentlichen Honig. Auch wenn es schwer zu glauben ist, aber dieser Honigtau entsteht durch die Ausscheidungen der unterschiedlichsten Insekten. Unabhängig von der Ursprungsquelle werden die Substanzen von der Biene eingesammelt, gespeichert und im Anschluss mit Blütenpollen zum Bienenstock gebracht. Dabei beginnt die „Honigzubereitung" nicht, wie man gemeinhin glaubt, erst im Bienenstock, sondern bereits in der Biene. Im Prinzip erfolgt im Laufe der Honigproduktion eine stetig zunehmende

Eindickung der von der Biene gesammelten Flüssigkeit, welche bereits im Moment der Aufnahme beginnt. Dabei werden beispielsweise Enzyme, Säuren, Vitamine und andere Mineralstoffe hinzugefügt und im Rahmen eines Reifeprozesses verschiedene Umwandlungen durchlaufen. Sodass am Ende in den sogenannten Honigwaben der Honig als goldbraune und flüssig, zähe Masse vorliegt.

Dabei ist es ganz wichtig, dass in der folgenden Weiterverarbeitung keine weiteren Veränderungen am Honig stattfinden dürfen, da es sonst nicht mehr als Honig zählt beziehungsweise verkauft werden darf. Somit dürfen keine Zusatzstoffe hinzugefügt oder weggenommen werden, da es sich andernfalls bereits um Kunsthonig und nicht um Naturhonig handelt. Im Stock angekommen, wird die Substanz an andere Bienen weitergegeben und von denen wieder weitergegeben, wodurch die Eindickung und Hinzufügung von unterschiedlichen Inhaltsstoffen vorangetrieben wird. Abschließend wird der Honig mit einer luftundurchlässigen Wachssicht versiegelt, was für den Imker das Zeichen ist, dass der Honig geerntet werden darf. Nun liegt der Honig in den Waben vor, aber wie kommt man jetzt an den Honig heran, wo doch mehrere tausend Bienen in diesen Stöcken hausen? Die meist genutzte Methode ist das sogenannte Schleudern der Honigwaben. Wie der Name schon sagt, wird hierbei die Wabe mit Hilfe von passenden Schleudermaschinen in Bewegung gebracht, sodass der Honig aus diesen hervortritt. Die Flüssigkeit wird anschließend gesammelt, verpackt, gelagert oder weiterverkauft. Dabei kann entweder auf die Arbeit von Imkern zurückgegriffen werden, welche unzählige Bienenvölker hegen und pflegen und so für ihre Arbeit entlohnt werden, oder auf Wildbienenstöcke, wie es traditionell bei Naturvölkern gang und gäbe ist.

ZUSAMMENSETZUNG UND INHALTSSTOFFE

Nachdem Sie bereits gelernt haben, wie Honig gewonnen wird, wollen wir uns jetzt noch anschauen, was genau im Honig eigentlich enthalten ist. Welche Stoffe im goldbraunen Honig vorliegen und vor allem auch in welchem Verhältnis. Aus ernährungswissenschaftlicher Sicht ist Honig eine wässrige, konzentrierte Zuckerlösung, welche somit auch als

Zucker zu betrachten ist. Das klingt erst mal nicht so gesundheitsfördernd, aber wie es immer so ist: Das Wichtigste steht im Kleingedruckten.

Wird Honig nämlich etwas genauer betrachtet, lässt sich erkennen, dass hierin in der Regel über 150 verschiedene Substanzen enthalten sind. Dabei bestimmen die Umwelt, der Ursprung und manchmal auch der Imker persönlich, in welchem Verhältnis diese Stoffe zueinander vorliegen. Durch diese enorme Variabilität und die vielen verschiedenen Ursprungspflanzen ist bereits zu erahnen, dass es viele verschiedene Honigsorten gibt. Diese unterscheiden sich zum Beispiel in Abhängigkeit von ihrer Gewinnung und, wie bereits angesprochen, in Abhängigkeit von ihren Inhaltsstoffen. Betrachten wir einmal im Folgenden einen durchschnittlichen Honig und seine genauen Inhaltsstoffe: An aller erster Stelle steht hier das im Honig enthaltene Wasser, welches anfangs den größten Teil des Honigs ausmacht und im Laufe des Reifungsprozesses aber stetig kleiner wird. Dafür bilden dann Fructose und Glucose als Kohlenhydrate den größten Anteil, wobei die Pflanze, aus der der Honig ursprünglich stammt, das Verhältnis der beiden maßgeblich beeinflusst.

Durch diesen Sachverhalt ist es unter anderem möglich, zu unterscheiden, ob es sich um Nektar- oder Honigtau Honig handelt und wo die pflanzliche Herkunft des Honigs liegt. Neben Wasser und Kohlenhydrate spielen die Proteine im Honig nur eine untergeordnete Rolle, wobei auch hier der Gehalt in Abhängigkeit von der Art des Honigs variieren kann.

Zu den bereits genannten Inhaltsstoffen kommen noch unzählige Aminosäuren, Mineralstoffe wie Kalium, Calcium und Magnesium und eine verschwindend geringe Menge an Fettsäuren. Ob jetzt einer dieser Inhaltsstoffe für die goldbraune Farbe verantwortlich ist oder andere Umstände, ist bislang noch nicht genau geklärt. Die vorherrschende Meinung ist, dass es ein komplexes Zusammenspiel aus diversen Stoffen und verschiedenen Bräunungsreaktionen ist, da es Farbabstufungen von fast Weiß über das klassische Goldbraun bis hin zu Dunkelbraun gibt. Unter den unzähligen im Honig enthaltenen Substanzen sollte das Methylglyoxal (MGO) noch genannt werden, da gerade dieser Stoff in der Medizin eine besondere Beachtung findet. MGO ist eine Carbonylverbindung und entsteht im Honig in erster Linie als Zuckerabbauprodukt. Dieser Stoff hat ganz besondere Eigenschaften, welche vor allem im Kapitel über den Manuka Honig nochmals genauer betrachtet werden, da MGO in ihm in sehr hohen Mengen vorliegt.

EIGENSCHAFTEN

Da es später noch darum gehen soll, seit wann und wie Manuka Honig in der Medizin verwendet wird und wie er unser Immunsystem stärken kann, sollten jetzt noch die grundlegenden Eigenschaften aller Honige betrachtet werden. Dabei lassen sich die relevanten medizinischen Eigenschaften auf der Grundlage vieler wissenschaftlicher Studien vor allem auf die Inhaltsstoffe zurückführen. Allen voran ist hier die antibakterielle Eigenschaft von Honig zu nennen, welche sich hauptsächlich von vier verschiedenen Parametern ableiten lässt: Eine hohe Osmolarität, die Produktion von sogenannten „Inhibinen", der schwach saure pH-Wert und die pflanzlichen Inhaltsstoffe. Das klingt jetzt schon sehr nach chemischem Hokuspokus, aber keine Sorge, wir schauen uns das aus relativ simpler Perspektive an. Wie bereits angesprochen ist Honig ein Gemisch aus in erster Linie Wasser und Zucker in Kombination mit vielen anderen Inhaltsstoffen. Und diese Mischung wirkt osmotisch, was so viel bedeutet, dass Honig gerne anderen Mikroorganismen deren Wasser stiehlt. Natürlich unter der Voraussetzung, dass es deren Zellwände erlauben.

Bei dem einen oder anderen tauchen jetzt vielleicht Begriffe wie die Semipermeabilität von Zellwänden auf. Und genau das ist auch damit gemeint. Was hat das Ganze jetzt aber mit der antibakteriellen Wirkung zu tun? Ganz einfach: Jedes Lebewesen und alle Organismen dieser Welt brauchen Wasser zum Überleben und meistens bekommt derjenige das Wasser, der schneller, besser oder stärker ist. So auch in diesem Fall. Die hohe Osmolarität des Honigs sorgt dafür, dass andere Organismen, wie beispielsweise Bakterien, nicht mehr so viel Wasser zur Verfügung haben, was ihnen selbst das Leben und das Überleben deutlich erschwert. Die Produktion von Inhibinen und der schwach saure pH-Wert sorgen zusätzlich für die antibakterielle Wirkung von Honig. Das verdankt der Honig vor allem seinem nennenswertesten Vertreter: Wasserstoffperoxid. Dieses wird durch ein honigeigenes Enzym gebildet und wirkt auf bestimmte Mikroorganismen inhibitorisch. Deswegen auch der Name „Inhibin". Im Rahmen dieser Bildung von Wasserstoffperoxid entsteht unter anderem auch die Gluconsäure, welche maßgeblich für den sauren pH-Wert des Honigs verantwortlich ist. Das wiederum gefällt zum Beispiel Bakterien eher weniger, da diese eine eher neutrale oder leicht basische Umgebung bevorzugen, um sich zu vermehren. Zu guter Letzt betrachten wir noch die pflanzlichen Inhaltsstoffe. Dabei hat sich in den letzten Jahren vor allem ein bestimmter Inhaltsstoff in den Vordergrund gedrängt, bei dem davon auszugehen ist, dass er die höchste antibakterielle Wirkung hat.

Die Forschungsgemeinde nennt diesen Inhaltsstoff Methylglyoxal (MGO). Diese Eigenschaft macht sich vor allem die Medizin im Rahmen von Wundheilungsprozessen zunutze, da dieser Stoff sogar das Wachstum von MRSA-Keimen verhindern soll. Sollte jemandem der Begriff MRSA nicht ganz geläufig sein: Methicillin-resistenter Staphylococcus aureus. Dabei handelt es sich um ein Bakterium, welches eine gewisse Resistenz gegen Antibiotika entwickelt hat und somit nur sehr schwer therapierbar ist und die

Medizin vor ein schwer lösbares Problem stellt. Das angesprochene MGO gilt außerdem als zytotoxische Substanz, weswegen es in der vorliegenden Literatur als kanzerogen bezeichnet wird und eine nachgewiesene Wirkung gegen Tumore haben soll. Dieser Sachverhalt wurde bereits vor 60 Jahren belegt und lässt sich primär auf die Fähigkeit des MGOs zurückführen, welches mit Proteinen, DNA und RNA reagieren kann und so die Struktur und Funktion dieser Tumormoleküle beeinflusst. Neben der antibakteriellen Eigenschaft von Honig sollte auch die antioxidative Wirkung genannt werden. Dabei handelt es sich um die Fähigkeit von verschiedenen Stoffen, freie Radikale, welche ansonsten schädlich für unseren Körper sind, zu binden und unschädlich zu machen.

Diese Wirkung ist allerdings auch stark von verschiedenen Umweltfaktoren, der Lagerung und der pflanzlichen Herkunft des Honigs abhängig. Hier wären auf jeden Fall die Flavonoide, die aufgrund ihrer chemischen Struktur eine hohe antioxidative Eigenschaft vorzuweisen haben, zu nennen. Zudem lässt sich eine höhere antioxidative Eigenschaft feststellen, wenn der Protein- und Aminosäurengehalt des

Honigs höher ist.

Somit lässt sich zusammenfassend sagen, dass Honig einige sehr nützliche Eigenschaften vorzuweisen hat. Hierzu zählen die antioxidative und zytotoxische Wirkung der Inhaltsstoffe und die antibakterielle Wirkung. Letztere scheint sowohl für die Medizin als auch für uns Otto Normalverbraucher den herausragendsten Nutzen zu haben. Die antibakteriellen Eigenschaften lassen sich am besten durch die hohe Osmolarität, den schwach sauren pH-Wert, die Funktion des Wasserstoffperoxids und die verschiedenen pflanzlichen Inhaltsstoffe, wovon das größte Potential das MGO hat, beschreiben. Da Manuka Honig einen hohen Gehalt dieser Substanz vorzuweisen hat, betrachten wird diesen Aspekt nochmals genauer in späteren Abschnitten und beschäftigen uns nun erst einmal mit der medizinischen Geschichte und der Verwendung des Honigs als Heilmittel in der Vergangenheit und Gegenwart.

GESCHICHTLICHE UND MEDIZINISCHE BEDEUTUNG SEIT JAHRTAUSENDEN

Wenn Sie beim Durchlesen des Inhaltsverzeichnisses überrascht waren, dass eine medizinische Verwendung überhaupt existiert, dann haben Sie sich bei dieser Überschrift wahrscheinlich beinahe verschluckt. Dass Honig bereits seit mehreren Jahrtausenden Bestandteil unserer Nahrung ist, wurde bereits angesprochen. Die ersten Hinweise darauf lassen sich in Spanien finden und werden auf etwa 7000 v. Chr. datiert. Aber Honig ist nicht nur im heutigen Europa schon lange bekannt, sondern auch im australischen Raum belegen Petroglyphen, dass die Aborigines darüber Bescheid wussten. Demnach sollen sie den Honig von Bienen gesammelt haben, welche keine Stacheln hatten. Was zugegebenermaßen unter den damaligen Umständen nachvollziehbar ist, ohne Schutzkleidung oder Ähnliches. Der in früheren Zivilisationen empfundene magisch religiöse Charakter von Honig ist heutzutage nicht ganz nachvollziehbar, wogegen die medizinische Bedeutung die Zeiten überdauert hat. So lassen sich zum Beispiel Dokumente der Sumerer finden, welche vor über 4000 Jahren Honig zur Herstellung von Salben und anderen Heilmitteln verwendet haben. Auch die Hochkulturen im indischen Raum waren äußerst interessiert an der Substanz Honig. Sie attestierten verschiedenen Honigsorten verschiedene Wirkungen und konsumierten ihn zudem im Rahmen von Feierlichkeiten ausgiebig. Sie vertraten die Meinung, dass ein paar Honigsorten eine kühlende Wirkung auf den Körper haben und wieder andere wurden zur Bekämpfung von Erkältungen oder gegen Hautkrankheiten verschrieben.

Im antiken Ägypten war der Honig zudem ein äußerst wertvolles Gut, welches sogar als Grabbeigaben gefunden wurde und als Speise der Götter galt. Vermutungen legen nahe, dass dies in erster Linie auf seine goldbraune Farbe zurückzuführen ist. Wobei eine Legende besagt, dass der Honig von den Tränen eines tugendhaften Pharaos stamme. Außerdem sollen die Ägypter das erste Volk gewesen sein, welches mit der Haltung von Bienen angefangen hat. Hierfür setzten sie Röhren aus getrocknetem Nilschlamm ein und konnten so den Honig immer frisch ernten. Nach den Sumerern, den Indern und den Ägyptern reihen sich die Babylonier und die

Griechen ein. Gerade die Griechen müssen wir aufgrund von Hippokrates (460 - 370), welcher noch heute als Urvater der Medizin gilt, nochmal genauer unter die Lupe nehmen.

Er war einer der berühmtesten Ärzte der Antike und verwendete Honig als eine seiner favorisierten medizinischen Heilmittel. Er nutzte ihn zur Behandlung verschiedenster Krankheiten und empfahl ihn weiterhin auch als nahrhafte Speise für Kinder. Beispielsweise sollten Darmleiden und Vergiftungen durch verdorbene Speisen durch die Wirkung von Honig unschädlich gemacht werden. Zudem galt Honig damals als Luxusprodukt und wurde neben der Medizin auch in der Koch- und Konditorkunst verwendet. Wenn Sie sagen, Sie halten nichts von Hippokrates und den alten Griechen, dann könnten Sie sich auch mal den Koran zu Gemüte führen und nachschlagen, was der Prophet Mohammed (571 - 632 n. Chr.) über Honig sagte. Seiner Meinung nach ist der Koran ein Heilmittel für alle Erkrankungen des Geistes und der Honig ein Heilmittel für alle körperlichen Krankheiten, weswegen er am liebsten beide verschreiben würde. Im arabischen Raum galt und gilt der Honig auch heute noch als Symbol der ewigen Jugend und als Zeichen der Fruchtbarkeit. Wer seine Jugendlichkeit erhalten wolle, der solle, laut dem arabischen Arzt und Philosophen Avicenna (980 – 1037), täglich Honig und Nüsse zu sich nehmen, um für die Gesundheit des Inneren des Körpers zu sorgen. Als Geste im Sinne der Fruchtbarkeit erhalten Brautleute in arabischen Kulturkreisen in der Hochzeitsnacht ein Getränk aus Milch, Honig und Nüssen, welches ihnen möglichst viele Nachkommen bescheren soll. Und auch im Hochmittelalter war bereits die entzündungshemmende Wirkung von Honig bekannt und wurde so als Wundheilungsmittel eingesetzt. Daneben fand er aber auch Anwendung bei der Therapie von erkranktem Vieh oder als Konservierungsmittel von Fleisch und Obst.

In der neueren Geschichte findet sich das zuvor bekannte Wissen in der einen oder anderen Form wieder, wobei vor allem die Verwendung von Honig im Hinblick auf die Wundversorgung überdauerte. Johann Georg Krünitz (1728 - 1796) beschreibt die balsamische Wirkung des Honigs auf den menschlichen Körper. Unabhängig von der Art der Wunde sollte Honig unbedingt zum Einsatz kommen. Bei der äußeren Anwendung sollte beispielsweise ein

Leinwandläppchen genommen, mit Honig bestrichen und auf eine frische, noch blutende Wunde gelegt werden. Auch Sebastian Kneipp (1821 - 1897) war der Meinung, dass Honig ein wirksames Mittel gegen Geschwüre sei. Betrachtet man die etwas neuere Geschichte, so zeigt sich, dass Honig auch in den Weltkriegen zum Einsatz kam. Hier setzte sich der Trend aus dem Mittelalter und den vorangegangenen Jahrhunderten fort.

Hier wurde vor allem die antibakterielle Wirkung von Honig genutzt und er wurde somit zur Wundbehandlung sowie um eine mögliche Wundinfektion vorzubeugen verwendet. Auch heute noch wird Honig in zahlreichen Ländern als therapeutisches Mittel oder zu medizinischen Zwecken verwendet. So ist es nicht selten das alte Hausmittel von Oma, welches man im Tee oder in Milch untermischen soll, wenn man unter einer Erkältung leidet. Wohingegen die Problematik in der Verwendung von Honig als medizinische Therapie nicht am Honig selbst liegt, sondern auf der Tatsache beruht, dass die moderne Medizin nur exakt definierte Substanzen und ihre Inhaltsstoffe nutzen möchte. Und diese Zusammensetzung ist nicht nur bei Honig variabel, sondern auch bei sämtlichen anderen Naturstoffen, welche sonst beispielsweise nur von Heilpraktikern verschrieben werden. Nichtsdestotrotz gilt Honig in der internationalen Basisgesundheitsversorgung als Wundheilungsmittel und findet bei Diabetikern in Saudi-Arabien, zur Behandlung von diabetischen Füßen, viel Beachtung.

Abschließend könnte man sagen, dass Honig eine längere geschichtliche Tradition hat als der Großteil unserer sonstigen Lebensmittel. Angefangen hat alles vor mehreren tausend Jahren und der Honig hat die Jahrhunderte unzähliger Hochkulturen überstanden. Von den Sumerern bis zu den Griechen, von den alten Ägyptern bis zu den indischen Kulturen, von arabischen Gelehrten und Ärzten bis zu Personen, auf die unter anderem unser heutiges medizinisches Wissen zurückzuführen ist. Das, was blieb und wahrscheinlich auch unsere Geschichte überdauern wird, ist der Honig. Schon jeher ein Teil unserer Ernährung und ein wichtiger Bestandteil der medizinischen Heilkunst in der Vergangenheit und ein umstrittenes Heilmittel in der Gegenwart. Doch vielleicht ändert sich gerade dieser Aspekt in der Zukunft, nachdem das grundsätzliche Verlangen der Menschheit nach natürlichen Heilmitteln zunehmend größer wird und sich nicht mehr allzu blauäugig auf die verschriebenen künstlich hergestellten Medikamente verlassen wird. Einer der Honige, die diesen Trend einläuten und noch verstärken könnte, ist der Manuka Honig, welcher bereits als das neue Superfood gehandelt wird und zunehmend an Popularität gewinnt.

Manuka Honig

Nachdem Sie sich jetzt schon die grundlegendsten Informationen zum Honig im Allgemeinen angeeignet haben, werden Sie jetzt den Big-Player unter den Honigen kennenlernen. Dabei schauen wir uns anfangs erst einmal an, was Manuka Honig eigentlich ist und woher er kommt. Danach soll es darum gehen, warum dieser Honig so einzigartig ist beziehungsweise was ihn von anderen Honigsorten abgrenzt. Und bevor Sie dann erfahren, wo der Manuka Honig im medizinischen Bereich Anwendung findet, erhalten Sie einige Informationen bezüglich Haltbarkeit und Lagerung, da der Honig nicht gerade aus dem nächsten Dorf zu Ihnen kommt. Den Abschluss dieses Kapitels bildet eine Reihe von nützlichen Tipps für den Alltag. Darin lernen Sie, ob und wie das neue Superfood Ihre Gesundheit stärken kann, was bei der Anwendung beachtet werden sollte und wo auch die Grenzen des Honigs gelegen sind.

WAS IST MANUKA HONIG UND WOHER KOMMT ER?

Erst einmal das Naheliegendste vorweg: Der Manuka Honig ist ein Honig, wer hätte das gedacht. Dabei ist dieser Honig nicht irgendein Honig, sondern ein recht seltener und spezifischer Honig, welcher vom Manuka Baum beziehungsweise Manuka Strauch stammt. Die Südseemyrte oder auch Manuka Pflanze trägt in der Fachsprache den Namen Letospermum scoparium und gehört dementsprechend der Familie der Myrtengewächse an. Die Familie der Myrtengewächse ist vor allem in Australien, Südostasien und Zentralamerika beheimatet und umfasst mehr als 3800 verschiedene Arten. Eine Handvoll dieser Arten, zu denen auch Manuka gehört, ist zudem unter dem Namen „Teebaum" bekannt. Das hat erst einmal nichts mit der Tatsache zu tun, dass wir heutzutage den Honig oft in unseren Tee mischen, sondern viel mehr mit der Tatsache, dass der Seemann James Cook bei einer seiner Reisen nach Neuseeland diese Pflanzen zur Zubereitung von Tee nutzte.

Manuka wächst primär im Südosten von Australien und in den höhergelegenen Gebieten Neuseelands. Wie bereits erwähnt kann es sich hierbei sowohl um einen Strauch als auch um einen kleinen Baum handeln, welcher nicht mit Bäumen aus dem Thüringer Wald zu vergleichen ist. Dieser Baum kann theoretisch bis zu 4 m groß werden, in der Regel pendelt er sich aber irgendwo zwischen 1,5 m und 2,5 m ein. Die Blätter der Pflanze sind von elliptischer Form und die Blütezeit der Pflanze reicht von Oktober bis Februar jedes Jahr. In dieser Zeit lassen sich wunderschöne weiße oder rosafarbene Blüten am Manuka beobachten. Wie bei jedem anderen Honig sind dort heimische Bienen für die Produktion und Gewinnung des Honigs unerlässlich. Dass Honig im Allgemeinen ein besonderes Nahrungsmittel darstellt, war bereits den Ureinwohnern Neuseelands bewusst. Diese verwenden schon seit sehr langer Zeit bestimmte Bestandteile der Manuka Pflanze und schreiben ihr eine heilende Wirkung zu. Wobei diese Wirkung natürlich noch nicht wissenschaftlich belegt war, so wie es heute der Fall ist. Die Maori nutzten vor allem die Blätter, die Rinde und den entstehenden Honig zur Verbesserung der Wundheilung und zur äußerlichen Desinfektion von verunreinigten Wunden. Aber auch das Harz des Baumes, der Samen oder die Rinde kamen zum äußerlichen Einsatz oder um Blasenentzündungen oder Erkältungen zu bekämpfen. Eine interessante Information ist zudem, dass angeblich Farmer der Region schon vor fast hundert Jahren den Honig im Sinne einer Krankheitsprophylaxe an ihre Rinder verfüttert haben sollen, was leider nicht genau nachweisbar ist.

Aufgrund der steigenden Nachfrage nach Produkten, welche aus der Manuka Pflanze stammen, in der Welt, steigt auch der Preis und die Anzahl der Imker immer mehr. Von besonderem Interesse ist hier natürlich der Honig, aber auch ein hieraus hergestelltes Öl ist sehr begehrt auf unserem Erdballen. Dadurch steht der Manuka nicht nur zunehmend im Fokus der aktuellen Forschung, sondern ist leider auch des Öfteren der Mittelpunkt von Konflikten und Kriminalität in Neuseeland. Denn das Problem hierbei ist, dass zwar die Nachfrage steigt, es aber nur eine begrenzte Anzahl an Pflanzen gibt. Dies führt dazu, dass Imker die Bienenvölker von konkurrierenden Imkern stehlen oder sogar vergiften, um ihren eigenen ökonomischen Nutzen zu steigern. Unter diesem Aspekt stellt sich selbstverständlich dann die Frage, ob es nicht auch ein anderer Honig sein kann und was gerade diesen Honig so einzigartig macht, dass er sogar zu kriminellen Machenschaften führen kann.

WAS MACHT DEN MANUKA HONIG EINZIGARTIG?

Genau diese Frage haben Sie sich bestimmt beim Lesen des bisherigen Buches gestellt. Und nun werden Sie genau das erfahren. Der Manuka Honig weist in der Regel eine hell- bis dunkelbraune Färbung auf und schmeckt tendenziell eher weniger süß und dafür mehr herb und würzig. Soweit so gut, auch das kann bei vielen Honigen der Fall sein. Wer ein aufmerksamer Leser war, dem ist bestimmt im Verlaufe des Buches aufgefallen, dass es oft und sehr viel um die pflanzlichen Inhaltsstoffe und die medizinischen Wirkungen ging. Und genau diese Kombination macht den Manuka Honig so einzigartig.

Wie schon mehrmals erwähnt lässt sich für den Manuka Honig in einer Vielzahl von Studien eine sehr große antibakterielle Eigenschaft nachweisen. Diese Wirksamkeit beschränkt sich auch nicht auf nur ein bestimmtes Bakterium, sondern bekämpft gleich eine ganze Bandbreite der verschiedensten Mikroorganismen. Dabei ist der bekannteste Vertreter mit Sicherheit das gegen Methicillin resistente Staphylococcus aures (MRSA), welches aufgrund der aktuellen Epidemie des Coronavirus und seiner engen Verwandtschaft zu diesem den meisten ein Begriff sein wird. Wirklich erstaunlich ist im Hinblick auf die antibakteriellen Eigenschaften, dass diese genannte Resistenz der Bakterien gegen Antibiotika keinen Einfluss auf die inhibitorische Wirkung des Honigs selbst hat und auch keine Resistenzbildung zur Folge hat. Sofern Sie sich weitergehend mit dieser Thematik beschäftigen wollen, empfehle ich Ihnen auch gerne einige der neusten Arbeiten dazu. Hierzu zählen die Arbeiten von George und Cutting aus dem Jahr 2010 und die Arbeit von Molan aus dem Jahr 2009.

Der einzigartige Wirkstoff des Manuka Honigs, der diese antibakterielle Fähigkeit verkörpert, ist das sogenannte Methylglyoxal (MGO). Auch dieser Name sollte Ihnen bereits bekannt sein, sofern Sie nicht die ersten Seiten zum Basiswissen übersprungen haben. Dieser Wirkstoff entsteht aus dem Nektar der Manuka Pflanze und ist zudem maßgeblich von der Biene abhängig. Das Institut für Lebensmittelchemie der Dresdner Universität hat nicht nur ein passendes Messverfahren zur Bestimmung des MGO-Gehaltes entwickelt, sondern konnte auch als einer der Ersten die genauen Konzentrationen in verschiedenen Manuka Honigen und deren antibakterielle Wirkmechanismen nachweisen. Als Maßstab für dieses gegen Bakterien wirksame Potential wurde eine eigene Klassifikation eingeführt, anhand derer die verschiedenen Honigsorten eingeordnet werden können. Dabei handelt es sich um den „unique manuka factor" oder auch einfach UMF abgekürzt. Grundsätzlich gilt bei dieser Klassifizierung: Je höher die Zahl, desto besser ist die antibakterielle Wirkung. Leider gilt aber auch: Je höher der Wert, desto höher der Preis. In der Regel finden Sie Honige mit UMF-Faktoren zwischen 5 und 25. Dabei entspricht der Wert 5 einer MGO-Menge von über 83 Milligramm pro Kilogramm Honig. Beim Wert 10 ist man bereits bei einer Menge von 263 mg/kg und bei einem UMF-Wert von 20 lassen sich über 829 Milligramm pro Kilogramm nachweisen. Um diese Zahlen und Werte grob einordnen zu können, möchte ich Ihnen folgende Vergleichswerte mit auf den Weg geben:

Ein Manuka Honig mit einem UMF von 10 hat eine ähnliche antibakterielle Wirkung wie eine zehnprozentige Phenollösung. Die Menge an MGO, welche in Joghurt enthalten ist, beträgt etwa 1 mg/kg. Käse hat zwischen zwei und elf Milligramm, Bier unter einem Milligramm und Sojasauce zwischen 3 und 8 Milligramm. Vergleicht man die Werte von Manuka Honig mit anderen Honigarten, so lässt sich auch hier eine klare Überlegenheit des Neuseeländers nachweisen. Egal, ob Sie Akazienhonig, Blütenhonig, Edelkastanienhonig, Lavendelhonig, Tannenhonig, Rapshonig oder Waldhonig untersuchen, am Ende bleibt im Durchschnitt ein Wert von unter zwei Milligramm MGO pro Kilogramm Honig stehen.

Einer der wenigen Honige, die von diesem Schema abweichen, ist der Thymianhonig, welcher einen Wert von etwa 15 erreichen kann. Zudem kann das medizinische Produkt Medihoney, welches allerdings auf der Basis von Manuka Honig hergestellt wird, mit den Werten des reinen Manuka Honigs konkurrieren. Darauf wollen wir auch im Hinblick auf die Anwendung bei verschiedenen Beschwerden noch eingehen.

Was sollte Ihnen in Erinnerung nach dem Lesen des Buches bleiben: MGO. Der Wirkstoff, der den Manuka Honig so besonders macht. Der Wirkstoff, der in erster Linie für die antibakteriellen Eigenschaften verantwortlich ist. Der Wirkstoff, welcher in diesem neuseeländischen Honig in viel höherer Konzentration vorliegt als in handelsüblichen Honigsorten. Und falls Ihr Gesprächspartner dann der Meinung ist, das wäre nur leeres Gerede, behalten Sie zudem noch die Namen der Autoren im Kopf, um Ihr Wissen mit wissenschaftlichen Fakten zu belegen. Denn gerade darauf wird in der Gegenwart immer viel Wert gelegt.

LAGERUNG UND HALTBARKEIT

Nachdem das Produkt einen relativ langen Weg von einem neuseeländischen Strauch über Bienen bis hin nach Deutschland hat, ist die Lagerung des Honigs ebenso wichtig wie seine Haltbarkeit. Aus diesem Grund schauen wir uns dies noch einmal genauer an.

Jeder Honig ist natürlich, wie jedes andere Lebensmittel auch, mit einem Mindesthaltbarkeitsdatum beschriftet. Das gibt Aufschluss darüber, wann das Produkt abgefüllt wurde und wie lange Sie es noch unbedenklich konsumieren können. Dies geschieht selbstverständlich im Einklang mit dem deutschen Lebensmittelrecht. Aber auch unabhängig von diesem Datum gibt es viele Lebensmittel, die noch länger ohne Sorge gegessen beziehungsweise getrunken werden können. So ist es auch beim Manuka Honig, sofern er richtig gelagert wird, was er vor allem seinem hohen Zuckeranteil zu verdanken hat. Denn das Mindesthaltbarkeitsdatum ist im Prinzip nur eine Empfehlung des Herstellers. Um die lange Haltbarkeit des Honigs zu gewährleisten, ist zu empfehlen, dass Sie immer kontrollieren, ob das Glas richtig verschlossen ist. Warum das so wichtig ist, habe ich Ihnen bereits an anderer Stelle erklärt:

Honig zieht gerne Wasser von anderen Molekülen und Substanzen. Dieser Mechanismus tritt auch in Verbindung mit der Feuchtigkeit der Luft auf, was dann wiederum das Mindesthaltbarkeitsdatum obsolet macht. Zudem sollte immer ein sauberes Besteck benutzt werden, um die Besiedelung des Honigs mit Bakterien so gering wie möglich zu halten. Andernfalls riskieren Sie, dass der Honig schneller verfällt, als es das Mindesthaltbarkeitsdatum vorgibt.

Das wäre ja wiederum schade, da hinter der Produktion und Lieferung ein sehr langer und aufwendiger Prozess steckt. Also nutzen Sie den Honig entsprechend den Empfehlungen und lagern Sie ihn zudem trocken und lichtgeschützt, um die Haltbarkeit zu verlängern. Bestellen lässt er sich ganz bequem über das Internet, wobei ich Ihnen empfehle, verschiedene Seiten und Preise zu vergleichen, bevor Sie sich für einen bestimmten Honig entscheiden. In Abhängigkeit vom MGO-Wert variiert damit auch die Wirkungsstärke bei verschiedenen alltäglichen Beschwerden, auf welche später eingegangen wird.

MEDIHONEY DER KÜNSTLICHE MANUKA HONIG

Bevor wir uns die verschiedenen möglichen Einsatzgebiete des Manuka Honigs genauer anschauen, nehmen wir ein medizinisches Produkt etwas genauer unter die Lupe. Wichtig im Rahmen der nächsten beiden Kapitel ist die Unterscheidung zwischen dem, was zugelassen ist und was nicht. Im Kapitel „Medihoney" soll es ausschließlich um dieses Produkt gehen und seine Anwendung. Im Gegensatz dazu lernen Sie im nächsten Kapitel, in welchen alltäglichen Bereichen und bei welchen Beschwerden Manuka Honig angewendet werden kann und hilfreich ist. Dies ist zwar in den allermeisten Fällen auch wissenschaftlich belegt, allerdings im Rahmen von einer professionellen medizinischen Therapie nicht zugelassen, sondern richtet sich eher an die Alltagsmediziner unter euch.

Wie schon angekündigt findet der Manuka Honig seine therapeutische Anwendung als „Medihoney™" und wird primär in der Wundbehandlung eingesetzt. Dieses Arzneimittel wurde als Medizinprodukt im Jahr 2005 in ganz Europa zugelassen und ist zudem ein Gegenstand häufiger Diskussionen, da die

Wirkung teilweise sehr kontrovers gesehen wird. Allerdings existiert kein zugelassenes Fertigarzneimittel auf der Basis von Manuka Honig. Dementsprechend erfolgt ein Bezug zu medizinischen Zwecken nur über die Bereitstellung einer Rezeptur durch Apotheken oder über den Weg hin zu einem therapeutischen Mittel, wie es bei Medihoney der Fall ist.

Der grundlegende Unterschied zwischen dem medizinischen Produkt und dem natürlichen Honig ist der MGO-Gehalt. Wie Sie bereits erfahren haben, ist dieser bei Manuka Honig im Vergleich zu anderen Honigsorten sehr hoch, wobei dies auch der Grund für seine exzellente antibakterielle Wirkung ist. Bei Medihoney liegt dieser Wert im Durchschnitt bei fast 400 Milligramm pro Kilogramm Honig. Nochmal zum Vergleich: Der durchschnittliche Manuka Honig hat in etwa 94 mg/kg vorzuweisen, was wiederum etwa dem vierzigfachen Gehalt von normalem Honig entspricht. Damit enthält das Medizinprodukt in Bezug auf den MGO-Wert mehr als die vierfache Wirkung. Dies erreicht die heutige Medizin, indem sie den Blütennektar verschiedener Manuka Arten kombiniert und zusätzlich mit anderen Stoffen, wie beispielsweise einem weiteren Blütenhonig, vermischt. Zusätzlich dazu wird der Honig durch Bestrahlung entkeimt und anschließend von Derma Sciences vermarktet. Diese Entkeimung ist auch unbedingt erforderlich, da ansonsten eine direkte Anwendung als Wundsalbe, zum Beispiel bei Verbrennungen, gar nicht in Frage kommen würde. Denn eine direkte Verwendung auf Wunden setzt ein keimfreies Produkt voraus, andernfalls würde es den Heilungsprozess der Wunde nicht verbessern, sondern verschlechtern. Zur Entkeimung stehen mehrere Möglichkeiten zur Verfügung. Der Honig kann einer Hitzebehandlung bei 80 oder 100 Grad ausgesetzt werden oder einer Behandlung mit Ultraschall für 30 und 60 Minuten.

Weiterhin kommt auch eine Bestrahlung mittels UV-Licht für 10 Minuten in Frage oder eine Membranfiltration. Durch das genannte Vorgehen wird also die antibakterielle Wirkung nochmals verbessert, obwohl diese davor schon sehr akzeptabel war und die Anwendung als medizinisches Produkt gewährleistet. Die Wirkung speziell dieses Honigs und des Produktes Medihoney ist durch zahlreiche Studien belegt worden und kommt in der medizinischen Wundbehandlung zum Einsatz. Die aussagekräftigsten Ergebnisse lieferten dabei Studien, in denen Brandwunden mit dem künstlich hergestellten Manuka Produkt versorgt und behandelt wurden. Wie jedes kleine Kind aus der Werbung wissen sollte, wäre es allerdings auch angebracht, die Packungsbeilage zu lesen oder den Arzt und Apotheker zu fragen.

Denn jedes Produkt hat seine Nebenwirkungen. So auch in diesem Fall: In der Regel klagen fünf von zehn Patienten über sehr starke Schmerzen nach dem Auftragen von Medihoney. Weiterhin sind auch lokale Überreaktionen wie Rötungen, Ausschläge oder Pustelchen denkbar. Oft gilt zwar die Devise „Viel hilft viel.", doch gerade bei medizinischen Produkten trifft dies eher weniger zu. Führende Wissenschaftler auf diesem Gebiet gehen nämlich davon aus, dass diese Reaktionen auf den sehr hohen Anteil an MGO zurückzuführen sind. Nochmal zur Erinnerung: Das ist der Inhaltsstoff des Manuka Honigs, dem er seine antibakterielle Wirkung zu verdanken hat. Und so stellt sich im Hinblick auf die Nebenwirkungen des Produktes die Frage, ob es nicht auch Möglichkeiten der Anwendung des natürlichen Manuka Honigs gibt. Ja, die gibt es und es gibt die unterschiedlichsten Beschwerden, bei denen Manuka helfen kann und genau die betrachten wir als Nächstes.

NATÜRLICHES HEILMITTEL FÜR IHRE GESUNDHEIT: ANWENDUNG

Mittlerweile haben Sie gelernt, woher Manuka Honig kommt, was das Besondere an ihm ist und wem er dies in erster Linie zu verdanken hat. Dabei haben Sie weiterhin erfahren, dass es ein medizinisches Produkt gibt, welches aus Manuka hergestellt wird, im Rahmen von Wundheilungsprozessen zur Anwendung kommt, aber durchaus auch widersprüchliche Erfolge erzielt. Deswegen wollen wir uns jetzt das naturbelassene Produkt anschauen. Welche Beschwerden gibt es, bei denen Manuka Honig ein sinnvolles und gewinnbringendes Heilmittel zur Gesundheitsförderung sein kann? Und was sollte im Hinblick darauf von Ihnen beachtet werden, um sich nicht selber zu schaden.

Wundheilung und Verbrennungen:

Allen voran greifen wir nochmals die gerade eben angesprochene Wirksamkeit bei der Heilung von Wunden und Verbrennungen auf. Zuvor ging es primär um Medihoney, was aufgrund seiner Sterilisation und Kombination mit anderen Stoffen einen viermal so hohen Wert des bedeuteten MGOs vorzuweisen hat. Dementsprechend lassen sich wissenschaftlich nicht die gleichen Ergebnisse nachweisen, wobei sich definitiv Studien finden lassen, welche diese Wirkung auch für das natürliche Produkt Honig belegen. Das liegt an vielen verschiedenen Gründen, welche im Verlauf der Arbeit schon mehrmals genaustens erklärt wurden und deswegen hier nur nochmal kurz angesprochen werden:

Der pH-Wert des Honigs sorgt dafür, dass die Bildung bestimmter Enzyme, welche den Heilungsprozess verlangsamen, blockiert werden. Die Fähigkeit des Honigs, viel Wasser binden zu können, führt dazu, dass Wunden die Flüssigkeit größtenteils entzogen wird. Weiterhin verhindert die hohe antibakterielle Wirkung, dass sich Bakterien in der Wunde ansiedeln und beugt somit der Entzündung vor. Somit könnte man sich durchaus überlegen, ob man nicht beim nächsten Mal, wenn man sich irgendwo verbrennt oder verletzt, zum Manuka Honig greift. Sehr wichtig ist hier aber, dass der Honig nicht direkt auf die Wunde aufgetragen wird. Denn dieser ist nicht steril und würde somit den Heilungsprozess eher behindern. Besser ist es, wenn Sie einen Verband mit Honig bestreichen und diesen dann über die Wunde legen oder wickeln. Sollte in nächster Zeit eine Operation anstehen, wäre es auch in diesem Fall eine Überlegung wert, um die Heilung der Wunde zu beschleunigen.

Abschließend sollte noch erwähnt werden, dass Sie bei einer derartigen Anwendung am besten einen Manuka Honig benutzen, welcher einen Gehalt des MGOs von über 100 Milligramm pro Kilogramm vorzuweisen hat, was basierend auf der Klassifikation nach UMF einem Wert von über 10 entsprechen würde. Ein Thema, das bereits bei der Geschichte des Honigs erwähnt wurde, war die Anwendung des Honigs als Heilmittel bei einem diabetischen Fuß in den arabischsprachigen Regionen der Erde. Dieser ist die Folge des Diabetes mellitus und entsteht meistens durch eine vorangegangene Verletzung des Fußes. Ohne dass wir jetzt die Büchse Diabetes mellitus öffnen, sonst sitzen Sie in zwei Wochen immer noch beim Lesen dieses Buches, so ist die Wundheilung meistens auch von der Durchblutung der Region abhängig. Diese ist an den Füßen in der Regel schlechter als beispielsweise am Rumpf, wodurch die Wundheilung dort wahrscheinlich mehr Zeit in Anspruch nehmen wird. Durch die Anwendung von Manuka Honig könnte somit dieser Nachteil ein wenig kompensiert werden, da er die Heilung beschleunigt.

Hautpflege:
Interessanterweise wurden nicht nur für den Honig antibakterielle Eigenschaften nachgewiesen, sondern auch für das Öl, welches aus den Blättern der Manuka Pflanze hergestellt wird. Öl kommt im Hinblick auf seine medizinische Anwendung vor allem in der Kosmetik und Hautpflege zum Einsatz. Aus diesem Grund wurde bereits im Jahr 1998 aufgezeigt, dass das Öl und dementsprechend auch der Honig gegen Entzündungen der Haut, wie es zum Beispiel bei Akne der Fall ist, wirksam sein kann. Neben der möglichen Bekämpfung von schwerer entzündlicher Akne können Honig und Öl Ihre Haut auch vor dem natürlichen Alterungsprozess

beschützen. Unsere Haut ist ständigen externen thermischen, chemischen und mechanischen Reizungen ausgesetzt, was sich mit zunehmendem Alter immer stärker durch Falten und andere Hautveränderungen bemerkbar macht. Zudem können die falschen Hautpflegeprodukte, eine ungesunde Ernährung oder auch Unverträglichkeiten gegenüber bestimmten künstlich hergestellten Inhaltsstoffen von Kosmetikprodukten die Haut zusätzlich belasten. Um dem entgegenzuwirken, werden täglich Unmengen an Geld investiert, damit spezielle Masken und Salben das Hautbild möglichst lange makellos aufrechterhalten und somit uns die Jugend so lange wie möglich erhalten bleibt.

Diese werden dann nach der Nutzung weggeschmissen oder abgewaschen und am Ende merkt man, dass sich das Hautbild doch nicht wirklich verändert hat. Warum dann nicht gleich auf ein natürliches Produkt zurückgreifen, welches im Körper verstoffwechselt wird und so Ihre Haut von innen heraus wieder zum Glänzen bringt und ihr die Geschmeidigkeit zurückgibt? Selbstverständlich kann der Honig auch direkt auf das Gesicht aufgetragen werden und nach einer Einwirkungszeit von circa zwanzig Minuten wieder abgewaschen werden. Wobei ich aus persönlicher Erfahrung empfehle, den Honig im Anschluss nicht mehr zu essen, vertrauen Sie mir.

Cholesterinspiegel und Abnehmen:
Die Relevanz des Themas Übergewicht hat in den letzten Jahrzehnten immer mehr zugenommen. Mittlerweile sind über die Hälfte der Erwachsenen in Deutschland übergewichtig und circa 20 Prozent davon sind adipös. Unter dieser Adipositas versteht man einen über das normale Maß hinausgehenden Anteil an Körperfett, welches in der Regel mit dem Body-Mass Index beschrieben wird. Die Problematik am Übergewicht und der Adipositas sind die gesundheitlichen Konsequenzen für den Körper, was sich vor allem in der Entwicklung eines metabolischen Syndroms bemerkbar machen kann. Dieses Syndrom setzt sich unter anderem aus Körpergewicht und Bluthochdruck sowie einem zu hohen Cholesterinspiegel zusammen. Bedingt durch diese Erkrankung, welche auch durch eine falsche Ernährung begünstigt wird, kommt es zu einer sehr hohen Cholesterinproduktion, welche dann wiederum dazu führen kann, dass Blutgefäße verstopft oder verengt

werden. Und um jetzt auf den Punkt zu kommen: Dieser Cholesterinspiegel ist mit einer der ausschlaggebenden Faktoren für die Entstehung von verschiedenen Herzkreislauferkrankungen. Und was hat das ganze jetzt mit Manuka Honig zu tun? Manuka Honig senkt auf natürliche Weise den Cholesterinspiegel. Rückführbar ist das auf die antioxidative Wirkung des Honigs, welche wir bereits einige Seiten zuvor angesprochen haben und dazu führt, dass die freien Radikale des Cholesterins gebunden und unschädlich gemacht werden. Da sich dieser Mechanismus primär im Blut abspielt, ist in diesem Fall ein Manuka Honig mit einem sehr hohen MGO-Wert wichtig, da die Wirkstoffe sonst nicht in ausreichender Menge die verschiedenen natürlichen Schranken des Körpers überwinden kann. Somit ist es möglich, dass ein Teelöffel eines qualitativ hochwertigen Manuka Honigs Ihr Risiko für Herzkreislauferkrankungen senken kann.

Ein Punkt, der eng mit dem Cholesterinspiegel, dem metabolischen Syndrom und der Adipositas verbunden ist, ist das Übergewicht. Das Thema spielt in unserer heutigen Gesellschaft, in welcher jeder ein bestimmtes Schönheitsideal verfolgt, eine enorm große Rolle für das tägliche Leben. Ohne jetzt auf die großen Mythen der Ernährungswissenschaften eingehen zu wollen, sollte trotzdem jedem klar sein, dass eine Gewichtszunahme meistens nur stattfindet, wenn die Energiezufuhr den Energieverbrauch übersteigt. Noch einfacher ausgedrückt: Wer mehr Kalorien isst, als er verbraucht, der nimmt auf lange Zeit gesehen irgendwann zu.

Und genau das ist für viele Leute das Problem, da sie eventuell einen Bürojob haben, den ganzen Tag nur sitzen und dann mit dem Auto zur Arbeit fahren und abends auf die Couch fallen. Dazwischen werden noch schnell irgendwelche Fertiggerichte konsumiert und viele süße Sachen, wodurch sie einen gestörten Zuckerstoffwechsel entwickeln und zunehmen. Die Probleme des Zuckerstoffwechsels entstehen durch eine hohe Zufuhr von gesüßten Speisen, welche wiederum eine hohe Insulinproduktion zur Folge haben. Durch den hohen Insulinwert verspürt der Körper zum einen wieder schneller ein Hungergefühl und zum anderen hat man noch mehr Lust auf was Süßes. Warum greifen Sie dann nicht das nächste Mal einfach zum Honig? Der ist zwar auch süß und enthält Zucker, aber hat im Vergleich zu Schokolade oder anderen süßen Sachen nur eine sehr geringe Anzahl an Kalorien und nahezu kein Fett. Dadurch beugen Sie nicht nur einem hohen Cholesterinspiegel vor, sondern reduzieren auch Ihr Verlangen nach Süßigkeiten, welche dann wieder zu Gewichtsproblemen führen.

Pilz-, Herpes- und andere Infektionen:
Sollten Sie ein männlicher Leser sein, vielleicht überspringen Sie den Abschnitt und lesen unten weiter, wo es um Herpes geht, da es hier in erster Linie um die vaginale Pilzinfektion gehen soll. Die durchschnittliche Frau weiß in der Regel, dass ihr Geschlechtsorgan eine gewisse Selbstreinigungskraft hat. Nichtsdestotrotz kann es aufgrund unterschiedlicher Ursachen zu Infektionen aller Art kommen. Oftmals lässt sich das auf eine bakterielle Infektion zurückführen, bei der Manuka Honig wieder ein sinnvolles Heilmittel ist. Sein Vorteil gegenüber gebräuchlichen Medikamenten ist, dass er normalerweise keine Nebenwirkungen als Folge hat. Je nachdem, wo sich dieser Infektionsherd befindet, kann ein Tampon mit Honig bestrichen werden oder es kann ähnlich wie bei der Anwendung im Rahmen von Wundheilungen vorgegangen werden. Dabei

gibt es durchaus viele Erfahrungsberichte, in denen die Damen von der positiven Wirkung erstaunt waren. Auch hier sollte auf einen relativ hohen UMF- beziehungsweise MGO-Wert geachtet werden, um die antibakterielle Wirkung zu verbessern.

Beim Herpes handelt es sich im Gegensatz zu bakteriellen Erregern um einen Virus, mit dem der Großteil der Bevölkerung infiziert ist. Allerdings macht sich der Virus nicht bei allen bemerkbar und er kann sowohl im Genitalbereich als auch an der Lippe auftreten. Zudem ist bis dato keine Impfung bekannt, was den Betroffenen eine Leidlinderung versprechen könnte. Dagegen lassen sich relativ gute Ergebnisse bei einer Honiganwendung, welche mehrmals täglich erfolgt, nachweisen. Dabei ist es nicht relevant, ob der Virus im Genitalbereich oder an der Lippe auftritt, der Manuka Honig kann in beiden Fällen Linderung versprechen. Auch bei anderen Infektionen, die sich in den unterschiedlichsten Formen äußern können, ist eine Manuka Anwendung eine sinnvolle Alternative zu herkömmlichen Mitteln.

Leber:

Eines der wichtigsten Organe des menschlichen Körpers ist die Leber. Im Hinblick auf die Entgiftungsfunktion ist sie sicher das wichtigste Organ. Die Leber ist für den Abbau von alten Blutzellen verantwortlich, sie beseitigt Stoffwechselendprodukte und schädliche Stoffe wie Alkohol und dient zudem als Speicherort für Glukose. Das Problem ist, dass auch die Leber irgendwann überfordert sein kann und zum Beispiel durch einen chronischen Alkoholkonsum an ihre Grenzen stößt.

Wenn die Leber in ihrer Funktion eingeschränkt ist, sind weitere gesundheitliche Probleme nicht mehr weit, weswegen oftmals eine Lebertransplantation der letzte Ausweg ist. Dieser Fall tritt aber nur bei sehr starker Überlastung ein, denn die Leber ist in der Lage, sich selbst zu regenerieren. Durch die Einnahme von Manuka Honig könnten Sie diesen Regenerationsprozess der Leber unterstützen und ihr die Arbeit erleichtern, was wiederum Ihrer ganzheitlichen Gesundheit zugutekommen würde. Aufgrund der anatomischen Lage der Leber und des Verdauungsvorganges haben die Wirkstoffe des Honigs einen recht langen Weg vor sich. Es müssen nämlich zuerst Magen und Darm passiert werden, bevor die Stoffe zur Leber gelangen. Um einen möglichst großen Nutzen zu gewährleisten, wäre somit auch hier ein hoher MGO-Gehalt sinnvoll. Gerade wenn Sie oft und gerne zum Feierabendbier oder - wein greifen, denken Sie auch an Ihre Leber und unterstützen Sie bei der Bekämpfung der Schadstoffe.

Atemwegsinfekte:

Infekte oder Erkrankungen der Atemwege sind für uns ganz normal und alltäglich. Um diese zu bekämpfen, reichen die Empfehlungen von Freunden, Familien und Ärzten von den klassischen Arzneimitteln bis hin zu Hausmitteln, welche jeder in seinem Gemüsefach liegen hat. Am Ende müssen aber Sie entscheiden, was Ihrem Körper guttut und die Symptome lindert. Also probieren Sie doch beim nächsten Mal einfach Manuka Honig aus. Denn auch diese positive Wirkung des Honigs ist bereits erforscht und belegt worden. Auch hier spielt der Wert des wichtigsten Inhaltsstoffes eine maßgebliche Rolle, weswegen hier nur ein Manuka Honig mit einem hohen MGO-Gehalt sinnvoll ist. Im Hinblick auf die Anwendung lassen sich die besten Ergebnisse über eine Inhalation erzielen. Hierfür lösen Sie am besten einen Teelöffel Manuka Honig (MGO über 250 mg/kg oder UMF über 10) in heißem Wasser und inhalieren dann für circa 20 Minuten. Unabhängig von der Art des Inhalationsmittels sollte beachtet werden, dass Sie über den Mund ein- und ausatmen, da über die Nase 95 Prozent der Luft gefiltert werden. Dies würde die Wirkungsweise einer Inhalation wieder minimieren.

Immunsystem:

Als letzten Punkt betrachten wir noch die Wirkung im Allgemeinen auf unser Immunsystem, welches zudem stark mit unserem Verdauungssystem zusammenhängt. Nehmen wir mal das Beispiel des Durchfalls zur Hand. Durchfall kann viele verschiedene Ursachen haben, wobei das Alltäglichste wahrscheinlich das Durchmischen von vielen Speisen ist, was den Magendarmtrakt einfach überfordert. Diese Überforderung kann vermieden werden, wenn das Immunsystem beispielsweise durch Manuka Honig im bestmöglichen Zustand gehalten wird und so der Stoffwechsel langfristig in einem guten Zustand gehalten wird. Aber auch bei einer bakteriellen Infektion des Darms kann ein Teelöffel Honig am Tag die Beschwerden relativ schnell reduzieren. Der Honig muss allerdings nicht erst Mund, Speiseröhre und Magen passieren, um seine Wirkung zu entfalten, er kann bereits bei der Aufnahme seine positive Kraft entfalten.

Sie können sich seine Wirkung dort im Prinzip wie ein Desinfektionsmittel für die Mundschleimhäute vorstellen. Stellen Sie sich jetzt bitte keinen Geschmack im Mund wie bei einem Desinfektionsmittel vor. Die Desinfektion ist nur eine Metapher und bezieht sich auf die antibakterielle Wirkung des Honigs, dessen Wirkstoffe über die Mundschleimhäute aufgenommen werden können und so Ihr Immunsystem von innen stärken können. Gerade in Zeiten von Virusepidemien auf der ganzen Welt wäre Ihr Körper Ihnen für einen zusätzlichen Schutz dankbar. Um die gesundheitsfördernde Wirkung des Honigs zu nutzen, reicht es schon aus, wenn Sie täglich einen Teelöffel zu sich nehmen. Dies kann pur, ohne alles erfolgen oder indem Sie einfach einen Löffel in einem Getränk oder einer Speise auflösen.

Nachdem das jetzt ein sehr langer Abschnitt war, möchte ich Ihnen die beschriebenen alltäglichen Einsatzmöglichkeiten von Manuka Honig nochmals kurz auflisten und Sie darauf hinweisen, dass

Sie ihn natürlich auch einfach nur als Süßungsmittel verwenden dürfen.

- Manuka Honig unterstützt den Heilungsprozess von Wunden und Verbrennungen.
- Manuka Honig kann den Alterungsprozess Ihrer Haut verlangsamen und die Faltenbildung reduzieren.
- Manuka Honig reduziert das Risiko, an Herzkreislauferkrankungen zu erkranken und unterstützt Sie beim Abnehmen.
- Manuka Honig hilft Ihrem Körper bei der Bekämpfung von Virus- und Pilzinfektionen.
- Manuka Honig verbessert die Entgiftung Ihres Körpers von Schadstoffen und Giften.
- Manuka Honig kann die Symptome von Atemwegsinfekten lindern.
- Manuka Honig dient als Immunsystem Booster und stärkt Ihre Abwehrkräfte.

WEITERFÜHRENDE TIPPS

Auch wenn Ihr Kopf jetzt schon brummt aufgrund der ganzen Informationen, die Sie hoffentlich alle abgespeichert haben, möchte ich Ihnen noch ein paar weitere Tipps mit auf den Weg geben. Dabei handelt es sich um generelle Tipps, wenn Sie sich mit dem Kauf eines Manuka Honigs beschäftigen oder wenn Sie an einem Manuka Produkt interessiert sind. Denn die Wirkstoffe des Manuka Honigs lassen sich nicht nur im Honig selbst, sondern auch im Manuka Tee oder Öl finden.

Erstmal eine kleine Warnung: Wo Manuka draufsteht, muss nicht immer Manuka drin sein. Klingt vielleicht komisch, aber das kann durchaus passieren. Das liegt daran, dass es eine Pflanze aus derselben Art wie dem Manuka gibt, die allerdings kein MGO entwickeln kann. Diese Art heißt Kanuka und ihr fehlt ein bestimmter Ausgangsstoff, welcher für die Produktion von MGO unerlässlich ist. Sie denken sich jetzt vielleicht, dass das doch auffallen muss, wenn da noch eine andere Pflanze dazu gemischt wird. Leider nein, denn die Pollen von Manuka und Kanuka ähneln sich so stark, dass eine Unterscheidung nahezu unmöglich ist. Was das Ganze noch etwas komplizierter macht, ist die Tatsache, dass die beiden Pflanzen in der freien Natur gerne direkt nebeneinander wachsen. Der einzige Unterschied ist der Zeitpunkt des Blühens, denn der ist nicht identisch. Dadurch lassen sich auch die stark unterschiedlichen MGO-Werte erklären, denn je höher dieser ist, desto mehr Manuka und weniger Kanuka liegt im Honig vor. Also lassen Sie beim Kauf von Manuka Honig ein wenig Sorgfalt walten und informieren Sie sich vorab über Hersteller und genaue Zusammensetzung des Honigs.

Einen Honig, den ich Ihnen empfehlen kann und der zudem sehr gute Bewertungen sowie tolle Erfahrungsberichte vorzuweisen hat, ist der Manukora Manuka Honig. Bei diesem und bei anderen Honigen sollten Sie auf ein UMF-Gütesiegel achten und auf eine vorhandene Lizenz der Bienenfarmen. Vertrauenswürdig ist es zudem, wenn verschiedene Labore die Güte des Honigs verifiziert haben, so wie es im Falle des Manukora Manuka Honigs vorliegt. Und ganz entscheidend ist natürlich immer der MGO-Gehalt, sofern Sie den Honig auch im Hinblick auf seine gesundheitsfördernde Wirkung einsetzen wollen. Beim Manukora Manuka Honig gibt es zudem

Varianten, die einen MGO-Gehalt von über 825 Milligramm pro Kilogramm haben und somit sehr reich an Nährstoffen und Mineralien sind. Aber auch hier gibt es großartige andere Manuka Honig Hersteller, welche einen ebenso guten und reinen Manuka Honig produzieren.

Grundsätzlich ist eine süße Variante eines Heilmittels gerade für Kinder gut geeignet, allerdings sollte bei Honig das Alter des Kindes berücksichtigt werden. Er sollte bei Kindern unter zwölf Monaten, wenn möglich, nicht eingesetzt werden. Wie mit vielen Dingen im Leben müssen sich bei Kindern die verschiedensten Organsysteme erst noch vollständig entfalten, wodurch gerade am Anfang die Darmflora sehr sensibel ist. Dies macht sich zum Beispiel über die unregelmäßigen Stuhlgänge der Kinder bemerkbar oder auch dadurch, dass sich bei vielen Erkrankungen der Durchfall als zusätzliches Symptom entwickelt. Somit ist die Darmflora und das Immunsystem dieser Kinder noch nicht so weit ausgereift, dass es schädliche Bakterien abwehren kann. Dies ändert sich mit den Jahren, aber bis zum zwölften Monat besteht bei der Einnahme von Honig Lebensgefahr für das Kind. In jedem Naturprodukt befinden sich Bakterien, welche unser Körper auch braucht, um eine effektive Darmflora aufrecht zu erhalten, so auch im Honig.

Diese werden nur im Rahmen der Herstellung von Medihoney sterilisiert und bleiben so im natürlichen Honig noch zurück. Bei Säuglingen besteht die Gefahr des Botulismus. Darunter versteht man das Eindringen bestimmter Bakterien in den Darm des Kindes und die anschließende Produktion von Neurotoxinen. Diese Neurotoxine können wie eine Art Nervengift gedeutet werden und schädigen verschiedene Zellen des Kindes, wodurch ein nachhaltiger Schaden entstehen kann. Den Namen Botulismus erhält diese Erkrankung aufgrund des Bakteriums Clostridium botulinum, welches in den meisten Fällen für diese Erkrankung verantwortlich ist. Also Finger weg vom Manuka Honig, wenn Ihr Kind im ersten Lebensjahr steckt. Danach sind schädliche Folgen durch die Einnahme des Honigs sehr unwahrscheinlich. Natürlich sind auch dann Komplikationen nicht komplett auszuschließen. Diese lassen sich dann aber meist auf eine allergische Reaktion des Kindes zurückführen und in diesen Fällen sollte definitiv eine ärztliche Absprache erfolgen.

WEITERE MANUKA HONIG PRODUKTE

Im vorangegangenen Kapitel haben wir die gesundheitsfördernde Wirkung eingehend betrachtet und uns zudem potenzielle Einsatzfelder des Manuka Honigs angeschaut. Ich denke mit diesem Wissen sind Sie schon sehr gut ausgestattet und wissen mittlerweile über die positiven Effekte auf Ihren Körper und Ihre Gesundheit Bescheid. Da es bestimmt Leser gibt, die sich nicht unbedingt Honig ins Gesicht schmieren wollen, nehmen wir noch kurz andere Produkte und ihre Anwendung unter die Lupe. Diese entstehen auch auf der Basis der Manuka Pflanze und können somit genauso zur Anwendung kommen wie der Honig. Das Manuka Öl hatten wir schon ein paar Mal bei den positiven Effekten des Honigs auf Hautproblematiken. In diesem Fall wäre also eine Nutzung des Öls ebenfalls sinnvoll, solang es eine ähnliche MGO-Konzentration vorzuweisen hat. Ein weiteres Anwendungsgebiet, in dem sich das Öl bewährt hat, sind die Atemwegserkrankungen. Hervorzuheben wären hier zum Beispiel Erkältungen und chronischer Schnupfen, aber auch lästiger, trockener Husten. Hierbei sollten einige Tropfen Öl vor dem Schlafengehen in die Hände geträufelt werden und anschließend auf der Brust verteilt und einmassiert werden. Die Anwendung von anderen Salben und Ölen unterscheidet sich somit nicht von der Anwendung des Manuka Öls, allerdings haben wir in diesem Fall ein natürliches Produkt.

Natürliche Produkte werden im Vergleich zu den künstlichen Varianten leichter von der Haut aufgenommen und die Wahrscheinlichkeit von allergischen Reaktionen werden minimiert. Unabhängig vom angewendeten Produkt kann auch die leichte Massage beruhigend wirken und die Symptome mildern und ist deswegen immer mit zu empfehlen. Dies kann über mehrere Tage hinweg zur Anwendung kommen und ist eine Wohltat für Körper und Geist der erkrankten Person.

Die gesundheitsfördernden Inhaltsstoffe sind auch im Manuka Tee enthalten und können so Ihr Immunsystem stärken. Tee ist ein beliebtes Getränk und wird viel und oft konsumiert. So kann auch der Tee täglich und häufig ohne Bedenken getrunken werden. Beachtung sollten Sie bei der Zubereitung des Tees vor allem der Verpackung schenken. Manuka Tee darf nicht mit kochendem Wasser zubcrcitet werden, da sich sonst die Inhaltsstoffe der getrockneten Blätter der Manuka Pflanze nicht richtig entfalten können. Also brühen Sie den Tee lieber mit nur heißem Wasser auf, um die gesundheitsfördernde Wirkung zu gewährleisten. Auch sollte die genaue Ziehzeit beachtet werden und nicht über- beziehungsweise unterschritten werden. Sollten Sie die Wirkung noch verbessern wollen, steht dem Hinzufügen von Manuka Honig nichts im Weg. Ein vermehrter Harndrang ist keine ungewöhnliche Konsequenz zu Beginn der Manuka Tee Konsumierung. Nach mehrmaliger Anwendung sollte sich aber auch dieser Effekt wieder im normalen Maß einpendeln.

Seit kurzer Zeit liegen die Wirkstoffe des Honigs zudem in Form von Lutschtabletten vor. Diese Tabletten haben in der Regel unterschiedliche Zusammensetzungen, wodurch auch der Prozentsatz des Honigs variabel ist. Dabei zeigt die Erfahrung, dass vor allem der Geschmack der Lutschtabletten dem natürlichen Geschmack des Honigs entspricht. In Abhängigkeit von der Konzentration des Honigs in diesen Tabletten variiert auch die Wirksamkeit.

Grundsätzlich können auch Sie Ihr Immunsystem stärken und Ihren allgemeinen

Gesundheitszustand verbessern oder einer möglichen Erkrankung vorbeugen. Weiterhin kommen sie meistens bei Halsschmerzen oder Heiserkeit zum Einsatz und liefern gute Ergebnisse. Dabei handelt es sich wie bei allen Manuka Honig Produkten um ein natürliches Heilmittel, weswegen es problemlos mit anderen Arzneimitteln kombiniert werden kann, ohne Nebenwirkungen hervorzurufen. Die Dosis von einer oder zwei Tabletten am Tag sollte dennoch nicht unbedingt überschritten werden, denn wie wir bereits gesehen haben, ist nicht immer die Menge die ausschlaggebende Kraft. Zu empfehlen ist eine Tablette nach dem Aufstehen und eine bevor Sie ins Bett gehen, um den Stoffwechsel zu verbessern und das Immunsystem zu stärken. Oftmals unterstützen diese Tabletten zusätzlich die Wirkung von anderen natürlichen Heilmitteln und anderen Honigpräparaten.

Neben Öl, Tee und Lutschtabletten kann auch die Anwendung von Salben oder gelartigen Substanzen auf der Basis von Manuka zum Einsatz kommen. Salben und Gels auf Manuka Basis werden wie alle anderen medizinischen Heilmittel, welche eine ähnliche Konsistenz haben, aufbewahrt. Auch die

Anwendung ist im Prinzip die gleiche wie mit herkömmlichen Salben. So kann dieses Produkt ähnlich wie das Öl auf der Brust aufgetragen werden, um Atemwegsinfekte zu behandeln. Auch im Rahmen von Verbrennungen ist eine Anwendung denkbar, genauso wie die Unterstützung bei Wundheilungsprozessen. Auf offene Wunden wäre das Aufstreichen nur sinnvoll, wenn es sich bereits um eine Salbe auf der Basis von Medihoney handelt. Denn diese sind keimfrei durch den Produktionsprozess, wodurch eine bakterielle Infizierung der Wunde vermieden werden kann. In diesem Fall ist die Rücksprache mit einem Arzt auf jeden Fall zu empfehlen. Hinzu kommt bei den Salben und Gels, dass diese beispielsweise auch bei Schwellungen sinnvoll sind, um den Heilungsprozess zu unterstützen. Eine Anwendung bei Muskelkater ist im Moment noch mit sehr vielen Diskussionen verbunden, da die Forschungsergebnisse zu diesem Thema noch nicht eindeutig sind. Grundsätzlich können diese Produkte aufgrund ihrer Natürlichkeit auch bei Tieren angewendet werden, wobei in diesen Fällen die richtige Einschätzung des Schweregrades der Wunde oder der Verletzung etwas problematisch sein könnte.

Bei schwereren Verletzungen würde ich Ihnen auch da empfehlen, zuerst einen Tierarzt aufzusuchen, mit diesem das weitere Vorgehen zu besprechen und die Unbedenklichkeit der Honigsalbe zu bestätigen. Sollten Sie sich für eine Salben- oder Gelanwendung entscheiden, achten Sie darauf, dass das Produkt nicht zu nahe an Ihre Schleimhäute kommt. Beim Honig als Naturprodukt ist das kein Problem. Da die Herstellung und die Inhaltsstoffe der Salben aber variieren, würde ich lieber einmal zu viel darauf achten. Der Vorteil der Manuka Produkte ist dafür, dass die Anwendung nicht auf einen bestimmten Zeitraum begrenzt ist. Somit können sie mehrmals täglich und über einen langen Zeitraum genutzt werden, um Ihre Gesundheit zu steigern. Zudem ist gerade im Hinblick auf die Verträglichkeit der medizinische Honig besser für eine Vielzahl von Menschen geeignet als die herkömmlichen Arzneimittel.

Auch wenn es bereits viele Produkte auf Manuka Honig Basis gibt, plädiere ich trotzdem noch für den Manuka Honig in seiner „reinen" Form. Dadurch umgeht man die natürlichen Barrieren, wie zum Beispiel die Haut, und kann so eine schnellere und bessere Wirkung erzielen als mit den alternativen Produkten. Er unterstützt somit die täglichen Funktionen unseres Körpers von innen heraus und schützt uns vor äußerlichen Schadstoffen. Und bedingt durch seinen hohen Zuckergehalt ist er zudem ein wunderbarer Zuckerersatz, der uns bei unseren Gewichtszielen unterstützen kann.

Ersatz von Antibiotikum

Abschließend möchte ich Ihnen das Buch noch einmal kurz zusammenfassen, Ihnen einige Dinge nochmals in Erinnerung rufen und aufzeigen, was Sie alles auf den letzten zwanzig Seiten gelernt haben. Weiterhin schauen wir uns noch gemeinsam an, wo die Reise des Manuka Honigs theoretisch hingehen könnte. Anfangs ging es erst einmal um das Basiswissen zum Thema Honig. Sie wissen mittlerweile, wie Honig gewonnen wird, aus welchen Stoffen er sich in erster Linie zusammensetzt und welche Inhaltsstoffe in ihm gelöst sind. Und vor allem auch, welche davon für Sie und Ihre Gesundheit interessant sind. Danach ging es um die grundsätzlichen Eigenschaften des Honigs, bei denen die antibakterielle Wirkung die wichtigste Rolle gespielt hat und in Zukunft spielen wird. Der Abschluss des Basiswissens war das Kapitel über die geschichtliche Bedeutung von Honig, welche wir uns auch im Hinblick auf die Verwendung als medizinisches Heilmittel angeschaut haben.

Dabei sollte Ihnen in Erinnerung bleiben, dass sich Honig in diesem Kontext über mehrere Jahrtausende bewährt hat. Danach haben Sie alles über den Manuka Honig selbst erfahren. Wo er herkommt, warum er so heißt, wie er heißt und was gerade diesen Honig so einzigartig macht. Den Namen MGO (Methylglyoxal) können Sie wahrscheinlich für die nächsten paar Monate nicht mehr hören oder lesen, aber Sie wissen jetzt trotzdem, wie wichtig dieser Wirkstoff für die Eigenschaften des Manuka Honigs ist. Sie haben erfahren, wie der Honig am besten gelagert werden sollte und was der Unterschied zwischen Medihoney und natürlichem Manuka Honig ist. Die wichtigsten Einsatzgebiete alltäglicher

Beschwerden und Tipps zur Anwendung für die Praxis könnten Sie zum Beispiel schon bei der nächsten Gelegenheit ausprobieren. Rufen Sie sich auch noch einmal die Tipps und Warnung bezüglich der Anwendung bei Säuglingen ins Gedächtnis, die wir kurz angesprochen haben. Im Hinblick auf die Zukunft wäre es schön, wenn weitere medizinische Studien konzipiert werden, um dem Honig als Heilmittel in der Schulmedizin zu einer größeren Akzeptanz zu verhelfen. Denn die bisherigen Arbeiten zeigen, wie wir im Verlauf des Buches gesehen haben, sehr vielversprechende Möglichkeiten auf. Wenn Sie sich ein letztes Mal die antibakteriellen Wirkungen des Honigs in Erinnerung rufen, wäre eine Behandlung mit Manuka Honig, anstatt eines Antibiotikums sinnvoll?

Ja, warum nicht? Gerade in Bezug auf Patienten, deren Immunsystem bereits geschwächt ist, wäre dies zumindest eine Überlegung wert, finden Sie nicht? Das Antibiotikum hat immer wieder unter Beweis gestellt, dass es viele Nebenwirkungen mit sich bringt, also warum nicht mal dasselbe mit Honig probieren, der keine Nebenwirkungen hat. Zusätzlich weiß man mittlerweile darüber Bescheid, dass durch den therapeutischen Einsatz von Honig keine neuen Resistenzen auftreten. Ganz im Gegensatz zur Antibiotikatherapie. Da es sich bisher allerdings immer noch um ein alternatives Heilmittel handelt, ist der Gebrauch in der Schulmedizin sehr umstritten.

Aber wer weiß, was die Zukunft bringt. Vielleicht verschreibt der Arzt in zwanzig Jahren jedem Patienten statt Antibiotika eine Kapsel aus Manuka Honig, um diese oder jene Beschwerden zu lindern. Die bis dato größte Akzeptanz erhält der Honig in Bezug auf die Unterstützung der Wundheilung und so wird er vielleicht über diesen Umweg irgendwann auch bei anderen Erkrankungen mit zum Einsatz kommen. Unabhängig von seinem weiteren Weg sind die bisherigen nachgewiesenen Wirkungen des Honigs sehr eindrucksvoll, weswegen davon auszugehen ist, dass sein Bekanntheitsgrad in Zukunft noch weiter steigen wird. Ich bedanke mich bei Ihnen, dass Sie sich für dieses Buch entschieden haben und hoffe, Sie konnten aus diesem Buch so viel Neues und Interessantes für sich selbst mitnehmen, wie es Ihnen nur möglich war.

Und falls nicht, denken Sie daran: Man muss nicht alles wissen. Man muss nur wissen, wo es steht.

Herstellung und Verlag:

BoD – Books on Demand, Norderstedt

ISBN: 9783751919678

1. Auflage

Kontakt: Psiana eCom UG/ Berumer Str. 44/ 26844 Jemgum

Covergestaltung: Fenna Larsson

Coverfoto: depositphotos.com

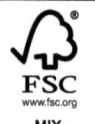